APRENDE A MEDITAR EN EL TRABAJO

Los secretos para mantenerse zen en cualquier circunstancia

Por Véronique Vesiez

Traducido por Laura Soler Pinson

Coaching en50MINUTOS.es

MEDITAR EN EL TRABAJO

- **¿Problemática?** Se alaban constantemente los beneficios de la meditación, pero ¿cómo proceder concretamente para practicarla en el trabajo?
- **¿Utilidad?** Meditar en el lugar de trabajo para acabar con el estrés desde la raíz y mantener la concentración.
- **¿Contexto profesional?** Gestión del estrés, bienestar en el trabajo.
- **¿Preguntas frecuentes?**
  - ¿Cuál es la diferencia entre relajación y meditación?
  - ¿Cuáles son las distintas técnicas de meditación?
  - ¿Cómo estar seguros de que estamos meditando correctamente?
  - ¿Cómo interviene la meditación de conciencia plena en el desarrollo de la inteligencia emocional?
  - Si se trata de un proceso personal, ¿no es incompatible meditar en el trabajo?
  - ¿Cuáles son las ventajas de la meditación para un empleado?

> «Es fundamental media hora de meditación al día, salvo cuando tenemos una vida muy ocupada. En ese caso, es necesaria una hora» (San Francisco de Sales).

Meditar en el trabajo parece, a primera vista, algo impensable o, incluso, imposible. Cuando estamos en la oficina, se requiere nuestra atención en multitud de ocasiones: un informe que hay que entregar urgentemente, un jefe desagradable, reuniones interminables, una presentación imprevista, etc. Para algunos, estas situaciones profesionales llegan a superar lo que su cuerpo y mente pueden soportar: tensiones, agotamiento, irritabilidad, trastornos del sueño o dolores de cabeza, lo que puede llevar a la depresión y al síndrome de desgaste profesional. ¿Cómo disminuir entonces el ritmo y mantenerse «zen» bajo cualquier circunstancia y, al mismo tiempo, priorizar la eficacia en el trabajo?

En lo que respecta a las empresas, el 2 de julio de 2008, las organizaciones sindicales de empleados y empresarios franceses firmaron un convenio interprofesional para luchar contra los riesgos psicosociales e implementar acciones de prevención colectiva destinadas a proteger la salud física y mental de los trabajadores en su lugar de trabajo. Por su parte, los empleados toman iniciativas individuales para organizar su ritmo y permitirse pausas: se explotan todas las vías para limitar el malestar en el trabajo. Pero todavía queda camino por recorrer para encontrar en la empresa un clima más sereno y, por lo tanto, más productivo.

De manera completamente natural, la meditación se inserta en esta brecha, aportando una solución a la vez original, gratuita y salvadora. Las ventajas de la meditación, demostradas por varios estudios científicos, han incitado a un gran número de empresas en los Estados Unidos, en Alemania o en Suecia a proponer a los empleados que mediten en su lugar de trabajo si así lo desean. Asimismo, en otros países como Francia, solo se están dando los primeros pasos, pero existen importantes dirigentes que muestran mucho interés y empiezan a introducir la meditación en su universo profesional.

En el trabajo, cada momento puede convertirse en una oportunidad para meditar. Observar atentamente lo que nos hace reaccionar, nuestras emociones y nuestro entorno permite tomar distancias y abordar las situaciones con más serenidad, adaptándonos mejor a los acontecimientos. Si transformamos nuestra manera de percibir las cosas, ampliamos la calidad de nuestra visión y relativizamos nuestro día a día. Saber tomarse una pausa meditativa y/o practicar la «conciencia plena» en el trabajo desarrolla nuestra capacidad para ser conscientes de lo que vivimos, para gestionar nuestras emociones en vez de padecerlas.

Descubre en 50 minutos los beneficios de la meditación en el trabajo y los consejos prácticos para unas pausas reconstituyentes.

EL ABECÉ DEL TRABAJADOR QUE MEDITA

EL ESTRÉS EN EL TRABAJO

Todas las instituciones están de acuerdo en un punto: no deja de aumentar el estrés en el trabajo. Pero, ¿de dónde viene? Según el organismo francés INRS (el Instituto Nacional de Investigación de Seguridad), «hablamos de estrés en el trabajo cuando una persona siente un desequilibrio entre lo que se le pide en el marco profesional y los recursos de los que dispone para responder a esa demanda»[1] (INRS 2015).

PRECISIÓN

El barómetro Ipsos/Edenred 2012 estimó el coste social del estrés en el trabajo entre dos mil y tres mil millones de euros al año, un coste vinculado sobre todo al absentismo, a la rotación, a la pérdida de la calidad en la producción, a la desmotivación, etc. Según el estudio sobre ambiente, estrés y calidad de vida en el trabajo que llevó a cabo Cegos en 2014:

- el 53 % de los empleados y el 68 % de los mánager padecen estrés de forma regular en su trabajo;
- la carga de trabajo, la mala organización, los constantes cambios en la empresa, la falta de apoyo y el aislamiento son las principales fuentes

---

1. Todas las citas han sido traducidas por 50Minutos.es

de estrés.

Medidas en la empresa

Desde 2008, existe un proyecto de prevención colectiva que intenta reducir las fuentes de estrés en la empresa actuando directamente sobre la organización, las condiciones de trabajo, las relaciones sociales, etc. Según el barómetro Cegos 2014, el 59 % de los directores de recursos humanos llevaron a cabo en 2014 acciones para mejorar la calidad de vida en el trabajo. Dependiendo del tamaño y de la actividad de las empresas, pueden variar las soluciones implementadas:

- formar a los directivos en métodos de gestión participativa;
- adaptar el trabajo a las capacidades y a los recursos de los asalariados;
- definir claramente el papel y las responsabilidades de cada uno;
- mejorar la comunicación acerca de la estrategia de la empresa;
- dar la posibilidad a los asalariados de expresarse acerca de los problemas que observan en el funcionamiento de la empresa;
- facilitar los intercambios y el diálogo entre los distintos actores de la empresa;
- formar al personal en la introducción de nuevas herramientas de trabajo.

No obstante, para el 47 % de los directores de recursos humanos que participaron en el estudio, no quedan claras las propuestas para limitar los riesgos psicosociales, y solo un 30 % de ellos tuvieron acceso a una formación para detectar estos riesgos.

Iniciativas individuales

Para paliar las lagunas en esta materia, son numerosos los empleados que apuestan por distintas vías para revitalizarse:

- adoptar nuevos métodos de organización;
- mantener un equilibrio entre su vida personal y profesional;
- saber decir que no en algunas ocasiones;
- practicar un deporte a intervalos regulares;
- permitirse una microsiesta;
- pasearse o leer durante la hora de la comida;
- recurrir a un *coach*.

¿SABÍAS QUE...?

Si tiendes a darle vueltas a una crítica o a un comentario desagradable durante horas, no te sientas culpable: este fenómeno es «químico». Las críticas originan la producción de cortisol, la hormona del estrés. El cortisol tarda en desaparecer del organismo al menos veintiséis horas. Por el contrario, los cumplidos provocan que secretemos otra hormona, la oxitocina, que está presente en la sangre unos diez minutos... Esa mayor duración del estrés también puede explicarse por el hecho de que nuestra parte «animal» intenta protegerse instintivamente de las amenazas exteriores.

A pesar de estas iniciativas colectivas e individuales, sigue habiendo estrés. Incluso si nos permitimos algunas pausas en el trabajo, tenemos tendencia a tratar de manera inmediata, rápida y reactiva los temas o las tareas que debemos llevar a cabo. Esto puede llevar a malinterpretaciones, errores en nuestras decisiones y desfases entre nuestra manera de gestionar nuestras emociones y nuestra forma de comunicarnos con los demás. La neurociencia se basa en un gran número de trabajos de investigación y apuesta en la actualidad por la práctica de la meditación en el trabajo, fuente de efectos positivos para nuestro bienestar y nuestra salud.

UNA RESPUESTA: LA MEDITACIÓN

¿En qué consiste la meditación?

La meditación, proveniente del budismo, consiste en una atención centrada en un objeto de pensamiento (meditar acerca de un principio filosófico con el objetivo de darle un sentido más profundo) o en uno mismo (para construir nuestra identidad espiritual). Aunque la palabra «meditación» agrupa distintos métodos y filosofías, el budismo establece diferencias entre las técnicas y los objetivos:

- las técnicas de concentración en una única cosa que se centran en estabilizar la mente y producir tranquilidad. Este punto de concentración puede ser un mantra, la respiración, un objeto, una visualización, un sonido o una parte del cuerpo, por ejemplo;
- las técnicas de atención y de concentración en el momento presente que aspiran a generar comprensión

(*insight*) y sabiduría (*vipassana*).

Desarrollar nuestra atención y nuestra concentración permite que nos liberemos de nuestro diálogo interior, que tomemos distancias para ganar en lucidez. Así, estamos más centrados en lo que hacemos, escuchamos más nuestro cuerpo, nuestras aspiraciones, prestamos más atención a los demás y nos volvemos más tolerantes y comprensivos.

Cuando entendemos los mecanismos que nos habitan y que nos mueven, aprendemos a aceptarnos como somos realmente, con nuestras cualidades y nuestros defectos. Es un primer paso hacia la felicidad y hacia una mayor sabiduría.

SUPERAR LOS PREJUICIOS SOBRE LA MEDITACIÓN

«Meditar no significa aislarse del mundo, sino unirse con un vínculo más fuerte e inteligente a él» (Christophe André, psiquiatra. Extracto del prólogo en *Méditer au travail pour concilier sérénité et efficacité*).

Meditar no es...	Meditar es...
• ser religioso o egocéntrico; • alcanzar un resultado; • concentrarse; • parar los pensamientos; • intentar calmar nuestras emociones.	• contemplar nuestros pensamientos; • ser conscientes de nuestras reacciones; • aprender a ver las cosas como son; • abrirse a los demás; • alcanzar una visión precisa; • ser condescendientes con nosotros mismos.

Beneficios científicamente demostrados

Nuestro cerebro capta ideas constantemente, trata información, efectúa comparaciones y rememora recuerdos. Para ahorrar energía, esta actividad mental se efectúa desde el inconsciente, de modo que la mayor parte del tiempo estamos desconectados de nosotros mismos.

Varios neurólogos se han interesado por el impacto de la meditación en el cerebro y, con ayuda de investigaciones y análisis completos, han deducido que el cerebro cambia y se va modelando con nuestras experiencias, nuestros aprendizajes y nuestras emociones. Según los estudios científicos, una práctica regular de la meditación conllevaría los siguientes cambios:

- disminución del envejecimiento de la corteza cerebral (capa espesa de neuronas que rodean el cerebro);
- ligero aumento del grosor de la corteza prefrontal izquierda (implicada en los estados de ánimo, en los procesos cognitivos y emocionales), lo que aumenta el optimismo y el sentimiento de bienestar;
- ligero aumento del tejido neuronal en el nivel del hipocampo, lo que permitiría una mejor memorización;
- reducción de la amígdala y, por lo tanto, menos agresividad y menos miedo;
- refuerzo del sistema inmunitario, relacionado sin duda a una mejor gestión del estrés.

Por lo tanto, si los ejercicios de meditación se practican de manera regular, se puede modificar el cerebro, como también podemos desarrollar músculo practicando un deporte.

No importa qué tipo de meditación se practique, puesto que las ventajas significativas se constatan en varios niveles.

- En la salud:
- refuerzo del sistema inmunitario;
- aumento de la energía;
- disminución del dolor o de ciertas adicciones;
- ralentización del envejecimiento.

Mathieu Ricard, doctor en genética celular, monje budista y emisario del Dalai Lama en Francia, ha demostrado que, tras tres meses de meditación, se observa un refuerzo del sistema inmunitario, un aumento de entre un 20 % y un 30 % de los anticuerpos y un incremento de las células madre en sangre. La meditación también contribuiría a reducir el nivel de colesterol en sangre y la tensión arterial.

- En el comportamiento:
- descenso del nivel de tensión y, por lo tanto, del estrés;
- una mejor gestión de nuestros propios estados internos, de nuestras pulsiones y de nuestros recursos íntimos;
- disminución de la impulsividad, mejora del humor;
- desarrollo de la autoestima y de la empatía;
- mejora de la comunicación interpersonal;
- aumento de la motivación;
- desarrollo de la compasión y del altruismo;
- sensación de paz y de tranquilidad.

Según Antoine Lutz, investigador francés en el INSERM de Lyon, la «divagación de la mente asociada a emociones negativas, es decir, al hecho de remover demasiado el pasado o de proyectarse en exceso en el futuro, representaría entre un 30 % y un 40 % de la actividad mental diaria». A continuación, precisa: «Cuando uno medita todos los días de treinta a cuarenta minutos, cultiva la atención, la presencia, la compasión; esto tendrá un efecto psicológico en el cerebro, en la manera en la que regula sus emociones y en la forma en la que se activarán las diferentes redes» (Masson 2015).

- En las aptitudes:
    - estabilidad de la atención;
    - mejora de la concentración;
    - facilitación del aprendizaje;
    - desarrollo de la escucha;
    - aceleración de la toma de decisiones;
    - creatividad activada, mayor autonomía en las misiones.

El emprendedor Sébastien Henry, que preguntó a sesenta responsables que meditan, explica:

> «La mayor parte [de los jefes y otras personas encargadas de tomar decisiones] se iniciaron en la meditación tras una sobrecarga de trabajo, un síndrome de desgaste profesional o un problema personal (fallecimiento, divorcio). Poco a poco, la práctica les ha proporcionado mucha satisfacción, sienten menos estrés, tienen una mayor capacidad para mantener la concentración, se muestran más condescendientes, son más creativos y están en el centro de los conflictos con menor frecuencia. El ambiente de trabajo es mucho más sano» (Le Breton 2014).

PRINCIPIOS GENERALES DE LA MEDITACIÓN

Piensa en respirar

La respiración permite que se relaje lo que está tenso, que descanse lo que está cansado, que se recargue lo que está agotado y que se vuelva a empezar mejor. Por lo tanto, ser conscientes de nuestra respiración puede convertirse en una verdadera ventaja para conservar la energía durante todo el día o para retomar fuerzas tras un acontecimiento desagradable. Bastan tres minutos de respiración consciente para activar el sistema parasimpático, que genera tranquilidad física y mental.

PAUSA PARA RESPIRAR

Christophe André, médico psiquiatra, recomienda efectuar un ejercicio como pausa entre dos actividades o para acompañar y digerir los movimientos emocionales que se producen como reacción a acontecimientos vitales:

> «Paramos durante unos minutos, a intervalos regulares, para ser conscientes de nuestra respiración. Cerramos los ojos, nos levantamos despacio, sonreímos ligeramente, no tratamos de cambiar nuestra forma de respirar, sino que simplemente la contemplamos: el aire que entra y que sale, mi pecho y mi vientre que suben y bajan, las sensaciones que recorren todo mi cuerpo. No buscamos ningún resultado: solo tomamos conciencia de lo que hay» (Mazoir 2013).

Obsérvate

Contemplar con atención tus emociones, tus sensaciones físicas o aquello que provoca tus reacciones puede cambiar tu forma de ver la realidad y puede ayudarte a relativizar en tu día a día. Es un momento para tranquilizarse y reponer energías.

- R — Reconocimiento de las emociones que habitan en ti. Respira: ¿qué sientes en tu cuerpo?
- A — Aceptación de esas emociones. No busques negarlas; al contrario, intenta ponerles un nombre.
- I — Investigación de las emociones. ¿Estas emociones son habituales? ¿Qué pensamientos las acompañan? Sin juzgar, sé consciente de tu experiencia física y mental.
- N — No identificación con tus emociones. Toma distancias con tus emociones: no eres tus emociones. Estas solo son una fuente de información, preciosa, eso sí, sobre tu estado interno. Puedes utilizarla para guiar mejor tu comportamiento en el día a día.

Despierta tus sentidos

Aprovecha una pausa para comer para despertar tus sentidos. Aíslate unos diez minutos, aunque solo sea mentalmente, y apela a todos tus sentidos para explorar un alimento que habrás escogido con antelación (un grano de uva, un trozo de chocolate, etc.). Redescubre lentamente este alimento, recurriendo a la vista, al tacto, al gusto, al olfato y al oído, y aprecia por completo esta pausa sabrosa.

Adopta la meditación de «conciencia plena»

Retomamos la definición que Jon Kabat-Zinn, profesor emérito de la University of Masachusetts Medical School, establece de la conciencia plena (en inglés, *mindfulness*): «dirigir su atención de una cierta manera, es decir, deliberadamente, en el momento presente, sin emitir juicio de valor sobre la experiencia vivida» (en la publicación «Questions/ Réponses autour de la méditation par la pleine conscience»).

Cuando nos centramos únicamente en el momento presente, logramos aceptar mejor las obligaciones. Esta focalización sobre el instante contrarresta nuestros comportamientos habituales, influidos por nuestros pensamientos y nuestras anticipaciones negativas, nuestras proyecciones en el futuro y nuestro miedo al fracaso. Para Édouard Payen, instructor de meditación de conciencia plena, «si aceptamos mejor el instante presente, concentrándonos por completo en lo que hacemos en el momento en el que lo hacemos, mejoramos la calidad de lo que vivimos, la relación con nosotros mismos porque tenemos más equilibrio y, a continuación, la relación con los compañeros y los mánager, puesto que no estamos tan a la defensiva y adaptamos más nuestro modo de respuesta» (Tourmente 2015).

Ya sea durante prácticas formales o en actividades cotidianas, este ejercicio permite que bajemos el nivel de tensión y que tomemos distancias con los acontecimientos. Con arreglo a este enfoque, se ponen en práctica distintas técnicas:

- la meditación sobre el cuerpo y sobre la respiración;
- ejercicios de atención sobre las percepciones internas y externas, las sensaciones corporales, los pensamientos y las emociones;
- la puesta en evidencia de nuestro «piloto automático» en el día a día y el desarrollo del modo «ser» en paralelo al modo «hacer»;
- la localización de costumbres cognitivas (juicios, evaluación, categorización o evitación) que alimentan nuestras cavilaciones, y el entrenamiento a la aceptación del instante presente.

MBSR

El programa MBSR (Mindfulness Based Stress Reduction), instaurado por Jon Kabbat-Zinn, es conocido por reducir el estrés y desarrollar una actitud integradora cuerpo/mente. Los participantes sienten menos estrés, gestionan mejor el dolor, sufren menos depresiones y tienen más autoestima y más empatía hacia los demás. Estudios hechos con imágenes por resonancia magnética (IRM) también han detectado una activación de las zonas del cerebro implicadas en la aptitud a la felicidad, la concentración, la memoria, los procesos de aprendizaje, etc. Esta técnica se aprende con una práctica diaria de ocho semanas, liderada por un instructor de MBSR, con una sesión semanal de dos horas y media y una práctica personal de entre veinte y cuarenta y cinco minutos al día.

LA MEDITACIÓN EN EL LUGAR DE TRABAJO

Permítete pausas de verdad

«Cuando la gente se toma una pausa en el trabajo, no efectúan interrupciones reales: simplemente hacen otra cosa. Envían un mensaje con el móvil, realizan una llamada, consultan su correo electrónico, navegan por Facebook... Es decir, encuentran otra forma de cansarse mentalmente. Pero, sobre todo, no están conectados con ellos mismos. Conectan con su red social, con su imagen social. Pero no con su persona íntima», declara el psiquiatra Christophe André (Ravier 2012).

Permitirse pausas reales en el trabajo significa disminuir el ritmo y utilizar esos instantes para reponer energías, para volver a centrarse y para volver a empezar con renovadas fuerzas. No se trata de parar todo, sino simplemente de volver a uno mismo, de calmar el raudal de pensamientos y de estar más alerta a lo que nos ocurre y a lo que pasa a nuestro alrededor.

Busca un rincón tranquilo

Empieza por buscar un lugar en tu entorno de trabajo donde puedas aislarte. Puede ser incluso en tu *open space*, sentado en tu mesa, siempre y cuando puedas concentrarte sobre ti mismo durante varios minutos seguidos usando unos cascos, por ejemplo, y cerrando los ojos sin que nadie venga a hacerte preguntas.

Escoge la técnica que funcione mejor en tu caso

Nada mejor que experimentar para saber qué te conviene más: teniendo en cuenta tus limitaciones (lugar, tiempo), adopta la meditación más «ecológica» para ti, es decir, aquella que no te cueste y que te aportará lo esencial llegado el momento.

Denis Machuel, miembro del comité ejecutivo de Sodexo, gran empresa francesa de restauración colectiva, considera que «hay dos tipos de prácticas en realidad. La formal, es decir, dedicar un momento a la meditación durante la jornada. Puede ser un cuarto de hora o más. Y también está la práctica informal de la meditación, que consiste en mantener la misma calidad de presencia en el día a día» (Duport 2015).

La meditación puede llevarse a cabo en un momento especialmente escogido durante la jornada de trabajo y puede durar el tiempo que quieras. En este caso, reúne las condiciones favorables para meditar con total tranquilidad:

- sitúate en un lugar tranquilo;
- escoge una posición confortable;
- entrecierra los ojos;
- selecciona un centro de atención (respiración, imagen que proyectamos, palabra que repetimos, etc.);
- sé consciente de tu respiración;

- deja que tus pensamientos fluyan;
- trae la mente de vuelta hacia el centro de atención escogido.

> «El secreto es saber gestionar nuestros pensamientos, no pararlos» (Matthieu Ricard).

También puedes elegir integrar la meditación en tus actividades cotidianas, acostumbrándote a estar realmente presente en todo lo que haces, en las tareas que llevas a cabo y en los intercambios en los que participas.

Michael Chaskalson, investigador adjunto en la Universidad de Bangor, presenta a continuación unos consejos prácticos:

- al llegar al trabajo, tómate regularmente tres minutos de meditación de conciencia plena antes de empezar;
- para regenerar tu mente, desconecta de las pantallas cada treinta minutos y estírate;
- antes de una cita importante, tómate unos minutos de inactividad, de silencio y de tranquilidad para centrarte en lo que vas a hacer;
- escucha lo que el otro te dice, no juzgues sus ideas cuando prepares tus respuestas;
- cuando estés tenso, disperso, inquieto, abatido o perdido, tómate un tiempo para calmar tu corazón y para volver en ti. Pueden ser uno, cinco, diez, veinte o treinta minutos, si hace falta, para meditar con los ojos cerrados acerca de lo que acaba de ocurrir, lo que sientes, hacia lo que te diriges y lo que, plenamente consciente, vas a elegir hacer.

La meditación también puede efectuarse mientras caminas

o haces deporte (yoga, taichí, etc.). Esto renueva las energías, estimula la circulación, reactiva los músculos, facilita la digestión y desarrolla una concentración profunda.

Puedes optar igualmente por parar un momento para «no hacer casi nada» antes de empezar una nueva actividad:

- respirar con tranquilidad;
- dejar que tu mirada se pierda;
- observar con detalle lo que te rodea;
- escuchar los ruidos y otros sonidos.

Practica todos los días

Cuando la meditación se practica a diario, se empiezan a sentir los primeros beneficios al cabo de dos o tres semanas. Tras unos meses de práctica, se opera una transformación interna más profunda. Lo fundamental es practicarla todos los días, así que ¡adquiere un compromiso contigo mismo! Para ello, hay aplicaciones, como Petit Bambou por ejemplo, que eventualmente pueden ayudarte a variar los ejercicios, a mantener el ritmo y a establecer un hilo conductor que a menudo se agradece en un ambiente bullicioso como el del trabajo.

LOS MEJORES CONSEJOS

- ¡Permítete pausas reales en el trabajo! Tómate simplemente un momento para disminuir el ritmo, para reponer fuerzas y para volver a empezar con energías renovadas.
- Para meditar, respira y céntrate en tu respiración. Es la base de toda práctica.
- Ya sea un tiempo consagrado a la meditación, un paseo meditativo o la integración de la práctica en tus actividades diarias, lo importante es que estés totalmente presente en lo que haces, sin emitir juicios, mostrando curiosidad y condescendencia.

  «La meditación nos acerca a nuestras emociones, nos permite reforzar los vínculos con el prójimo y afrontar nuestros miedos» (Salzsberg 2013).

- Practica la meditación de conciencia plena: contribuye a desarrollar tu inteligencia emocional, lo que permite afrontar mejor las exigencias, las presiones y las obligaciones de la vida diaria. Así, puedes acceder más fácilmente a tus recursos y gestionar las diferentes situaciones profesionales con más serenidad y con una respuesta más adaptada.
- Puedes practicar la meditación casi en cualquier parte (en los transportes, en el trabajo, en una sala de espera, en casa) y durante tanto tiempo como quieras.
- Bastan algunos minutos al día para tomar distancias con respecto a lo que vives en tu día a día. Es una invitación a salir de tu zona de confort, de tus costumbres de pensar

y de actuar.

- Para meditar, no necesitas una formación o una competencia en particular. Tampoco es necesario practicar la meditación durante horas para sentir sus efectos. Por el contrario, sí que es imprescindible llevarla a cabo de manera regular.
- Puedes dejarte guiar en la meditación: existe una gran cantidad de publicaciones, páginas web o programas que proponen ejercicios para una meditación guiada.

> «Considera el instante que dedicas a la práctica meditativa como un tiempo para el "no actuar", un tiempo alejado de los relojes, un tiempo para, simplemente, estar contigo mismo, para salir por completo del modo actuar. Así, el compromiso de la práctica es un cambio de estilo de vida importante y particularmente sano, no tan fácil de llevar a cabo, pero que puede cambiarte la vida» (Kabat-Zinn 2011).

- Sé condescendiente contigo mismo: actuamos de acuerdo a lo que somos y de acuerdo a lo que podemos hacer en un momento dado. «No hay fracasos, solo hay experiencias», indica la programación neurolingüística (PNL).

PREGUNTAS FRECUENTES

¿CUÁL ES LA DIFERENCIA ENTRE RELAJACIÓN Y MEDITACIÓN?

Es común confundir relajación y meditación. Ambas procuran un estado fisiológico que favorece que se mantenga la salud física y emocional. No obstante, su principal diferencia reside en el objetivo:

- el objetivo de la relajación es un «rendimiento» a través de una distensión, una relajación física, muscular y emocional. Puede ser un resultado de la meditación;
- la meditación no tiene un objetivo particular. Consiste en ser consciente de cada pensamiento, de cada sentimiento, sin juzgar si están bien o mal, sino simplemente observándolos. Además, la meditación requiere un esfuerzo que a veces puede resultar incómodo.

¿CUÁLES SON LAS DISTINTAS TÉCNICAS DE MEDITACIÓN?

De entre todas las técnicas, las prácticas de meditación más conocidas son las siguientes:

- la meditación de conciencia plena, que permite obtener una estabilización del pensamiento centrándose deliberadamente, sin juicios de valor, en el instante presente y en todo lo que nos rodea, tanto en el exterior (sonidos) como en el interior (pensamientos parásitos);
- la meditación budista, compuesta de diversos enfoques,

entre los que destacan principalmente tres:

- la meditación zen, que se basa en la exigencia de la posición del loto, que permitiría la unión del cuerpo y de la mente,
- la meditación vipassana, que significa «ver claramente y en profundidad»,
- la meditación tibetana, una meditación con una perspectiva altruista;
- la meditación trascendental, considerada como una técnica de relajación y de desarrollo personal para alcanzar la conciencia absoluta que trasciende a los demás niveles de conciencia.

¿CÓMO ESTAR SEGUROS DE QUE ESTAMOS MEDITANDO CORRECTAMENTE?

No hay una manera buena o mala de meditar. Es una experiencia personal, por lo que es difícil establecer comparaciones. No importa qué técnica de meditación escojas: sácate la idea de la cabeza de que te equivocarás o que tendrás éxito. Lo fundamental es tomarse un momento para volver a conectar con uno mismo y, por lo tanto, con las sensaciones.

¿CÓMO INTERVIENE LA MEDITACIÓN DE CONCIENCIA PLENA EN EL DESARROLLO DE LA INTELIGENCIA EMOCIONAL?

Cuando nos centramos en el momento presente, accedemos de manera más fácil a nuestros recursos. Así, desarrollamos las cinco competencias clave de la inteligencia emocional tal y como las definió Daniel Goleman, psicólogo estadounidense.

- **Autoconciencia**: ser conscientes de nuestros sentimientos y utilizar nuestro instinto para orientar nuestras decisiones. Autoevaluarnos con realismo y tener una sólida confianza en nosotros mismos.
- **Autorregulación**: gestionar nuestras emociones para que faciliten nuestro trabajo en vez de interferir en él. Ser concienzudos y saber postergar una recompensa cuando perseguimos un objetivo. Recuperarnos rápidamente tras una alteración emocional.
- **Motivación**: utilizar nuestras ganas como una brújula que nos guía hacia nuestros objetivos y que nos ayuda a tomar iniciativas, a optimizar nuestra eficacia y a perseverar a pesar de las contrariedades y las frustraciones.
- **Empatía**: ser capaces de adoptar el punto de vista del otro y tener relaciones armoniosas con una gran variedad de personas.
- **Habilidades sociales**: dominar nuestras emociones en nuestras relaciones con los demás, descifrar las situaciones, utilizar estas aptitudes para persuadir, guiar, negociar, solucionar los desacuerdos, cooperar y dirigir equipos.

SI SE TRATA DE UN PROCESO PERSONAL, ¿NO ES INCOMPATIBLE MEDITAR EN EL TRABAJO?

«Durante mucho tiempo, se ha creído que teníamos que dejar a un lado una mitad de nosotros cuando traspasábamos la puerta de la empresa. Meditar no solo es centrarse en uno mismo; también es una apertura hacia el exterior. Como profesional, también tenemos emociones. ¿Qué hacemos con ellas? Al liberarnos de todo lo que nos pasa por la mente, conocemos y reconocemos nuestras emociones y nuestras sensaciones, y esto nos permite interactuar mejor con los demás. Meditar otorga una gran libertad, puesto que cuando sentimos lo que pasa, tomamos conciencia de lo que va bien o mal, y podemos actuar mejor» (Beryl Marjolin, instructor MBSR y orador *Mindfulness* en empresa, entrevistado el 26 de enero de 2016).

Según esta concepción moderna del trabajo, este último no se considera un simple medio de subsistencia, sino un medio más para realizarse como persona, vivir experiencias enriquecedoras, aprender cada vez más sobre uno mismo y sobre el mundo. Por lo tanto, queda claro que no es incompatible conciliar meditación y trabajo, sobre todo porque esa inversión emocional, mucho mayor en el ámbito profesional, genera un estrés que la meditación ayuda a regular.

¿CUÁLES SON LAS VENTAJAS DE LA MEDITACIÓN PARA UN EMPLEADO?

Para un empleado, meditar puede constituir una verdadera mejora en el rendimiento.

- Disminución del estrés: la meditación regula las hormonas, la respiración, la actividad cardíaca, y disminuye las sensaciones de estrés y de ansiedad.
- Toma de decisiones más sencilla: al aumentar las conexiones entre las distintas partes del cerebro y al ralentizar el centro emocional, la meditación otorga más tiempo

para considerar las opciones en una situación de presión. Esto permite un mejor análisis y aumenta la capacidad para tomar decisiones correctas.

- Incremento de la empatía: la meditación aumenta la capacidad para ponerse en el lugar del otro y para comprender el papel que puedes desempeñar para ayudarle.
- Intuición perfeccionada: gracias a la meditación, estableces vínculos con tu organismo, lo que te brinda el acceso a una multitud de información suplementaria.
- Innovación reforzada: la meditación aparta de tu cerebro las rutinas comunes para crear un espacio donde puedan surgir las nuevas ideas.

¡AHORA ES TU TURNO!

Nada mejor que experimentar para saber qué te funciona mejor. A continuación, te presentamos algunos ejercicios propuestos por especialistas que quizás te inspiren.

UN MINUTO DE MEDITACIÓN (SACADO DE WILLIAMS Y PENMAN 2013)

- Empieza por aislarte en un lugar donde nadie te molestará.
- Siéntate cómodamente en una silla, con la espalda recta, sin cruzar las piernas, y con los pies bien apoyados en el suelo.
- Cierra los ojos o bájalos hacia el suelo.
- Ahora, concéntrate en tu respiración y en nada más. Sé consciente de lo que te sucede cada vez que inspiras y espiras, sin intentar modificar el ritmo de tu respiración.
- Si, después de un momento, vienen a interferir en tu atención imágenes o pensamientos —como probablemente ocurrirá—, no te sientas culpable. Simplemente, vuelve a dirigir tu mente hacia tu respiración. El solo hecho de darte cuenta de que tus pensamientos se han desperdigado y de volver a concentrarte tranquilamente es la base fundamental de la meditación de conciencia plena.
- Esta breve meditación puede generar un estado de calma... ¡o no! Sé consciente de lo que sientes, sea lo que sea, y acéptalo.
- Al cabo de un minuto, vuelve a abrir los ojos y retoma tus actividades.

LA MEDITACIÓN DEL CHOCOLATE (SACADO DE WILLIAMS Y PENMAN 2013)

Selecciona una tableta de chocolate, la que desees. Lo ideal es que sea un chocolate diferente al que acostumbras a comer.

- Elige un sitio tranquilo donde no te molestarán.
- Toma un trozo de chocolate con las manos y siente su peso, su volumen, su temperatura. Explora su textura practicando una simple presión entre el pulgar y el índice.
- Acerca el chocolate a tu nariz y respira su aroma —efectúa este ejercicio preferentemente un día que no estés resfriado.
- Ahora, mira atentamente el chocolate: deja que tus ojos se adueñen de su aspecto, de sus sombras, de sus reflejos, de sus relieves y sus irregularidades.
- Métetelo en la boca y deja que se funda en tu lengua. Observa los distintos sabores e intenta tragarlo lo más tarde posible para poder experimentar todas las sensaciones que libera en tu boca.
- Si tu atención se dispersa, tráela de vuelta al aquí y ahora: el trozo de chocolate que se funde en tu boca, su textura, sus sabores.
- Cuando se ha fundido completamente, trágalo muy despacio, siendo consciente del proceso. Deja que vaya bajando por tu garganta.

¿Cómo te sientes? ¿Cuáles han sido tus sensaciones durante esta experiencia? ¿Estaba mejor el chocolate así que si te lo hubieses comido deprisa, como haces de costumbre?

EL PASEO MEDITATIVO

Elige un terreno llano e inicia un paseo.

- Estate atento a todas tus sensaciones: siente cómo se apoya tu talón y, después, el resto de tu pie.
- Camina con normalidad durante un momento y luego empieza a caminar marcha atrás, para luego volver a empezar en el sentido normal. Alterna también distintas velocidades de desplazamiento.
- Al hacer esto, intenta sentir cada presión de tus pies en el suelo, sobre todo cuando disminuyas el ritmo. Una velocidad lenta permite que te concentres en otras sensaciones, más discretas.
- Disfruta de cada paso como si tuvieras todo el tiempo del mundo, sin darte un objetivo.
- Si te cuesta centrar tu atención, no dudes en pararte a cada paso. Cierra los ojos y trae tu conciencia al instante presente antes de continuar.
- Puedes describir los movimientos de tus pies (por ejemplo: «levantar, despegar la planta, plegar la rodilla, apoyar el talón») para aumentar tu concentración.

¡Tu opinión nos interesa!
¡Deja un comentario en la página web de tu librería en línea,
y comparte tus favoritos en las redes sociales!

PARA IR MÁS ALLÁ

FUENTES BIBLIOGRÁFICAS

- André, Christophe. 2011. *Méditer jour après jour.* París: L'Iconoclaste.
- Chaskalson, Michael. 2013. *Méditer au travail pour conciler sérénité et efficacité.* París: Les Arènes.
- "Climat, stress et qualité de vie au travail. Baromètre Cegos 2014". *Cegos.fr.* Septiembre/octubre. Consultado el 9 de noviembre de 2016. http://www.cegos.fr/solutions/etudes/Pages/climat-stress-qualite-de-vie-au-travail-barometre-cegos.aspx
- Duport, Philippe. 2015. "La méditation se fait une place dans le monde du travail". *France info.* Octubre. Consultado el 9 de noviembre de 2016. http://www.franceinfo.fr/emission/s-y-emploie-de-philippe-duport/2015-2016/la-meditation-se-fait-une-place-dans-le-monde-du-travail-15-10-2015-14-31
- Goleman, Daniel. 2003. *L'intelligence émotionnelle.* París: J'ai Lu.
- Henry, Sébastien. 2014. *Ces décideurs qui méditent et s'engagent. Un pont entre sagesse et business.* París: Dunod.
- Kabat-Zinn, Jon. 2011. *Méditer: 108 leçons de pleine conscience.* Vanves: Marabout.
- Kabat-Zinn, Jon. 2005. *Où tu vas, tu es.* París: J'ai Lu.
- Le Breton, Marine. 2014. "Méditation au travail: pourquoi les dirigeants, chefs d'entreprise et entrepreneurs doivent s'y mettre". *Huffingtonpost.fr.* 17 de noviembre. Consultado el 9 de noviembre de 2016. http://www.

huffingtonpost.fr/2014/11/17/meditation-travail-diri-geants-chefs-entreprise-entrepreneurs_n_6133290.html

- Masson, Elsa. 2015. "Comment la méditation agit-elle sur le cerveau afin de retrouver la pleine conscience?". *EchoSciences Grenoble*. 24 de mayo. Consultado el 9 de noviembre de 2016. http://www.echosciences-grenoble.fr/communautes/atout-cerveau/articles/comment-la-meditation-agit-elle-sur-le-cerveau-afin-de-retrouver-la-pleine-conscience

- Mazoir, Fabrice. 2013. "Méditer au travail pour concilier sérénité et efficacité". *Mode(s) d'emploi*. 27 de noviembre. Consultado el 9 de noviembre de 2016. http://www.blog-emploi.com/meditation-pleine-conscience-efficacite-travail/

- "Questions/Réponses autour de la méditation par la pleine conscience". *Pleine conscience & Psychothérapies en Provence-Alpes-Côte-d'Azur*. Consultado el 9 de noviembre de 2016. http://www.pleineconscience-paca.com/la-pleine-conscience/questions-r%C3%A9ponses/

- Ravier, Laurence. 2012. "Vivre en pleine conscience". *Psychologies*. Abril. Consultado el 9 de noviembre de 2016. http://www.psychologies.com/Culture/Spiritualites/Meditation/Interviews/Vivre-en-pleine-conscience/2

- Ricard, Mathieu. "Le secret c'est de savoir gérer les pensées, pas de les arrêter". *Matthieuricard.org*. Consultado el 9 de noviembre de 2016. http://www.matthieuricard.org/medias/matthieu-ricard-le-secret-c-est-de-savoir-gerer-les-pensees-pas-de-les-arreter

- Salzberg, Sharon. 2013. *Apprentissage de la méditation. Comment vivre dans la plénitude*. París: Belfond.

- "Stress au travail: ce qu'il faut retenir". *INRS*. Enero de 2015. Consultado el 9 de noviembre de 2016. http://www.inrs.fr/risques/stress/ce-qu-il-faut-retenir.html
- Tourmente, Charlotte. 2015. "Méditer sur son lieu de travail pour lutter contre le stress". *Allodocteurs.fr*. 28 de abril. Consultado el 9 de noviembre de 2016. http://www.allodocteurs.fr/bien-etre-psycho/relaxation/meditation/mediter-sur-son-lieu-de-travail-pour-lutter-contre-le-stress_13232.html
- Williams, Mark y Danny Penman. 2013. *Méditer pour ne plus stresser. Trouver la sérénité, une méthode pour se sentir bien*. París: Odile Jacob.

FUENTES COMPLEMENTARIAS

- André, Christophe, Jon Kabat-Zinn, Pierre Rabhi y Matthieu Ricard. 2013. *Se changer, changer le monde*. París: L'Iconoclaste.
- Aplicación Petit BamBou. https://www.petitbambou.com/
- Ejercicios de meditación para descargar gratuitamente. http://pleineconscience-paca.com/la-pleine-conscience/t%C3%A9l%C3%A9chargements/

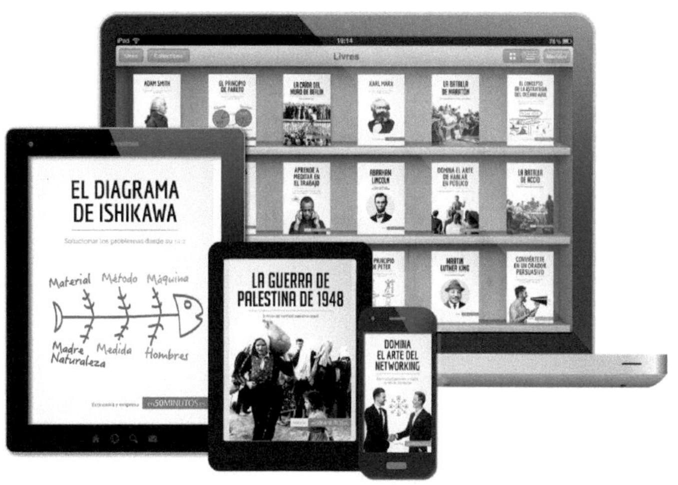

en50MINUTOS.es
Historia
Economía y empresa
Coaching
EL DIAGRAMA DE ISHIKAWA
Material
Método
Máquina
Madre Naturaleza
Medida
Hombres
LA GUERRA DE PALESTINA DE 1948
DOMINA EL ARTE DEL NETWORKING